URGENCIAS OFTALMOLÓGICAS DE POLO ANTERIOR.

Serie de casos clínicos.

María Villalonga Pesudo

Manuel Pons Claramonte

DEDICADO:

"A mi familia, por el gran apoyo que me dan día a día"

María

ÍNDICE

AGRADECIMIENTOS

Agradecemos a cada una de las personas que forman parte de nuestras vidas y nos enseñan a vivir cada día más intensamente y con menos preocupaciones.

1 ABREVIATURAS

AV: agudeza visual.

AINEs: antiinflamatorios no esteroides.

Bmc: biomicroscopia.

Ca: cámara anterior.

Ce: cuerpo extraño.

Dm: diabetes mellitus.

DMAE: degeneración macular asociada a la edad.

DR: desprendimiento de retina.

FO: fondo de ojo.

HTA: hipertensión arterial.

IV: intravenoso.

LH: lámpara de hendidura.

LIO: lente intraocular.

MOE: movimientos oculares extrínsecos.

PIO: presión intraocular.

PX: pseudoexfoliacion.

QPS: queratitis punteada superficial.

TA: tensión arterial.

TAC: tomografía axial computerizada.

TTO: tratamiento.

2 EXPLORACIÓN BÁSICA EN URGENCIAS

2.1 ANAMNESIS

Para el correcto diagnóstico de cualquier patología que se precie, bien sea oftalmológica o no, se debe tener en cuenta que es fundamental realizar una buena anamnesis siempre que sea posible.

1- Antecedentes familiares con problemas oftalmológicos:

Hay varias patologías oftalmológicas importantes que siempre se deben preguntar a un paciente que acude a urgencias con síntomas oculares, como son la DMAE y glaucoma crónico. Están dos entidades exigen un estrecho control oftalmológico periódico.

En cambio, hay otras patologías, también a nivel oftalmológico, que no tienen la misma relevancia como por ejemplo serían las cataratas seniles, úlceras corneales o hemorragia subconjuntival. Aun así, si es posible, se deben hacer constar en la historia clínica del paciente

2- Antecedentes personales:

Muchas enfermedades sistémicas tienen repercusión a nivel oftalmológico como por ejemplo la diabetes o la tensión arterial elevada y es importante filiarlas durante la anamnesis.

Se debe insistir con ambas ya que muchos pacientes no asumen dichas enfermedades a pesar de estar diagnosticados y en tratamiento.

3- Antecedentes personales oftalmológicos:

Dado que muchas cirugías oftalmológicas no requieren ingreso ni provocan dolor, muchos pacientes suelen pasar por alto algunas intervenciones oftalmológicas como pueden ser las realizadas para corregir errores refractivos y que pueden cobrar mucha importancia tras un traumatismo ocular.

4- Tratamientos habituales:

Oftalmológicamente hablando, los tratamientos crónicos más destacados son los antiagregantes y anticoagulantes ya que pueden desencadenar un sangrado o hemorragia espontáneo o tras un traumatismo. Por otro lado, preguntando por todo el tratamiento crónico podemos identificar alguna enfermedad bien sea oftalmológica o sistémica que el paciente haya obviado al ser preguntado por sus antecedentes.

5- Anamnesis del episodio:

5.1- ¿Molestia o dolor?

En toda patología oftalmológica debemos preguntar si hay molestia (algo que se nota en el ojo, pero que permite hacer vida normal) o dolor (incapacitante que suele despertar al paciente por la noche haciendo necesario la toma de algún tratamiento para paliarlo).

5.2. Cuándo y cómo apareció:

Muchas veces contestando estas preguntas se obtiene el diagnóstico, por tanto, siempre hay que hacer hincapié en estas preguntas.

5.3. Duración:

Existen síntomas autolimitados de pérdida de visión que nos podrían indicar que la patología no tiene un origen oftalmológico y que por tanto, hay que buscar, en este caso, otra causa sistémica. En muchas ocasiones se puede confundir clínica de origen neurológica con la de etiología oftalmológica.

5.4. ¿Afectación monocular o binocular?:

Parece una pregunta sencilla pero en ocasiones ante la pérdida moderada de visión o diplopía el paciente no sabe si es de uno o de los dos ojos. Por tanto hay que pedirle que cierre un ojo y posteriormente el otro y comprobar si hay afectación mono o binocular.

2.2 MATERIAL

En urgencias el material suele ser limitado pero suficiente para diagnosticar las principales urgencias oftalmológicas

Toda consulta debe tener:

1- Optotipos: para tomar la visión:

Se ocluirá un ojo al paciente y se le preguntarán las letras, números o figuras que vea. Una vez no distinga con nitidez se le pondrá el estenopeico (circulo con un agujero en el centro, mejora la AV en las ametropías al suprimir el exceso de luz) se continuara preguntando por lo que puede llegar a ver. Repetiremos el mismo proceso con el ojo contralateral.

La forma de apuntarlo es, por ejemplo: 2/3 E 1. Que significa que el paciente ve 2/3 y que con estenopeico mejora a la unidad (es decir el 100 por 100).

2- Lámpara de hendidura (biomicroscopio):

Dispositivo óptico que permite ver el ojo en tres dimensiones y amplificado.

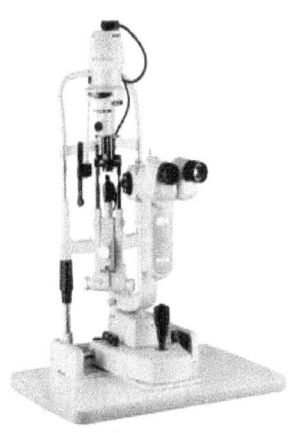

En un lado se sienta el paciente y apoya el mentón y la frente sobre un soporte para tener la cabeza inmóvil. Y en el otro lado el oftalmólogo que diferenciara las partes del ojo a través del microscopio. Hay unos mandos para mover la lámpara, centrar la imagen, ajustar la luz que se desea y ampliar las imágenes.

3- Oftalmoscopio directo:

Instrumento que permite visualizar el fondo de ojo del paciente.

4- Tonómetro:

Existe un sinfín de tonómetros para tomar la tensión ocular. En urgencias, lo más frecuente es un tonómetro de contacto que se adapta a la lámpara de hendidura.

Es necesario saber toma la tensión ocular correctamente a un paciente.

La tensión ocular se considera normal por debajo de 21 mmHg.

3 CONCEPTOS BÁSICOS OFTALMOLÓGICOS

1- **Seidel**: se considera signo de Seidel es positivo cuando existe salida de contenido líquido de la cámara anterior hacia el exterior. La técnica para valorar este fenómeno, se realiza instilando unas gotas de fluoresceína y observando si se produce salida (tanto espontánea o provocada) de humor acuoso. Se puede producir por un traumatismo, cierre incompleto de las incisiones tras cirugía oftalmológica.

2- **Tyndall**: el fenómeno de Tyndall o Tyndall +, se produce cuando se visualizan células inflamatorias en cámara anterior. Aparece en procesos inflamatorios del cuerpo ciliar.

Sería comparable al fenómeno que se aprecia cuando se entra en una habitación con poca luz y hay polvo en el ambiente.

3- **Precipitados queráticos**: células flotantes en el humor acuoso que por la gravedad se sitúan en la parte inferior de la cámara anterior. Es importante diferenciarlo del fenómeno de Tyndall. Habitualmente los precipitados queráticos se visualizan sin necesidad de utilizar aumentos.

4- **Sinequias**: pueden ser anteriores o posteriores. Las anteriores se producen entre el iris y la corneal. Por su parte, las posteriores entre el cristalino y el iris. Ocurren durante un proceso inflamatorio (como por ejemplo en las iritis).

5- **Fluotest +**: se utiliza un colirio con fluoresceína que pone de manifiesto la integridad corneal. Se utiliza en casi todas las exploraciones de polo anterior y se describe fluotest + en caso de queratitis, úlcera corneal, traumatismos corneales…

6- **Hifema:** acúmulo de sangre entre la conjuntiva y la esclerótica. Se llama también hipema o hemorragia subconjuntival.

7- **Hipopion**. presencia de leucocitos y fibrina en cámara anterior.

8- **Leucoma**: opacificación corneal. Se puede producir tras un traumatismo, absceso corneal, etc.

9- **Folículos:** estructuras redondeadas y avasculares, rodeadas de tejido vascular. Tienen un tamaño entre 0.2 y 2 mm y las encontramos en el contexto de una conjuntivitis.

10- **Papilas**: estructuras mucho más grandes que los folículos con tejido vasculares características de las conjuntivitis alérgicas.

11- **Precipitados subepiteliales:** depósitos de células inflamatorias en endotelio.

12- **Queratitis:** inflamación de la córnea.

4 CASOS CLÍNICOS

4.1 Caso 1

Caso clínico:

Paciente de 60 años que acude a urgencias porque le han dicho sus amigos que tiene el ojo rojo.

Se encuentra totalmente asintomático pero refiere estar bastante asustado ya que todo el mundo le pregunta por el ojo.

Antecedentes personales: no presenta antecedentes médicos de interés y no toma tratamiento crónico.

Exploración:

Bmc: pupilas isocóricas, normo reactivas, hemorragia subconjuntival zona temporal, córnea clara, fluotest -, cámara anterior profunda, no pseudoexfoliación, esclerosis de cristalino incipiente. PIO 14 mmHg.

Diagnóstico diferencial:

- Conjuntivitis
- Epiescleritis
- Hemorragia subconjuntival

Diagnóstico: hemorragia subconjuntival

La hemorragia subconjuntival o hiposfagma es un acúmulo de sangre debajo de la conjuntiva por la rotura de un capilar.

La etiología más frecuente es desconocida, aunque se puede asociar a maniobras de Valsalva (como puede ser estornudar), tras un traumatismo, alteraciones hematológicas, etc.

Tratamiento:

No requiere tratamiento oftalmológico. Se suele recomendar control de la tensión arterial.

Hay que explicarle al paciente que la hemorragia subconjuntival es una patología benigna, el enrojecimiento ocular dura 7-10 días y que incluso puede aparecer un hematoma palpebral. La evolución no suele presentar complicaciones.

4.2 Caso 2

Caso clínico:

Paciente de 20 años que acude a urgencias de su hospital de referencia porque se ha levantado con el ojo derecho pegado y rojo.

No refiere antecedentes familiares ni personales de interés. No toma medicación ni presenta alergias medicamentosas conocidas.

Exploración:

Bmc: pupilas isocóricas normorreactivas, hiperemia conjuntival, legañas en fondo de saco, folículos en conjuntiva tarsal, córnea clara, fluotest , cámara anterior profunda, no pseudoexfoliacion, cristalino transparente.

Además se palpa una adenopatía retroauricular.

Diagnóstico diferencial:

- Conjuntivitis alérgica
- Conjuntivitis vírica
- Conjuntivitis bacteriana

Diagnóstico: conjuntivis vírica

Las conjuntivis víricas suelen cursar con secreción en fondo de saco, hiperemia conjuntival, folículos en fondo de saco, resto de polo anterior cursa sin alteraciones significativas.

El paciente refiere prurito ocular, lagrimeo abundante, sensación de cuerpo extraño y legañas.

Es muy frecuente la presencia de adenopatías, así como odinofagia concomitante.

La etiología más frecuente es el adenovirus.

En principio no se realizan cultivos salvo complicaciones, como la cronificación de la conjuntivitis o que la evolución de la misma sea tórpida.

Tratamiento:

Ante esta patología es muy importante informarle al paciente que es un episodio autolimitado que puede tardar de 2-3 semanas en resolverse. La conjuntivitis vírica puede llegar a ser incómoda para el paciente ya que la notoriedad de mejoría clínica tarda días en llegar.

También hay que recalcarle al paciente que extreme las medidas higiénicas ya que es muy contagioso.

En las conjuntivitis víricas el tratamiento antibiótico no sirve para mejorar el proceso de la enfermedad. Habitualmente se prescribe tratamiento con tobramicina para evitar la sobreinfección por bacterias.

Además para disminuir la inflamación se añade un antiinflamatorio tópico.

4.3 Caso 3

Caso clínico:

Paciente que acude a urgencias por legañas, sensación de cuerpo extraño y fotofobia. Comenta que empezó con secreción y desde hace dos días tiene dolor.

Exploración:

Bmc: pupilas isocóricas normorreactivas, hiperemia conjuntival, legañas en fondo de saco, pseudomembranas en conjuntiva tarsal, precipitados subepiteliales.

Diagnóstico diferencial:

- Conjuntivitis vírica
- Úlcera corneal
- Queratoconjuntivitis vírica

Diagnóstico: queratoconjuntivitis vírica

Los infiltrados subepiteliales se consideran patognomónicos de las queratitis víricas por adenovirus.

En esta patología se afecta simultáneamente la conjuntiva y la córnea.

Suele ser muy frecuente la aparición de pseudomembranas (acúmulo de exudado que queda retenido en la conjuntiva tarsal).

El diagnóstico es fundamentalmente clínico, pero si existiesen dudas se podrían realizar otras pruebas complementarias como el cultivo y la PCR (reacción en cadena de la polimerasa).

Tratamiento:

El tratamiento de la queratoconjuntivitis vírica está principalmente enfocado a paliar los síntomas, ya que el virus es autolimitado y presenta una resolución en 3 semanas aproximadamente.

Se suele prescribir AINEs tópicos para disminuir la inflamación y antibioterapia tópica para evitar la sobreinfección bacteriana.

4.4 Caso 4

Caso clínico:

Paciente de 35 años que acude a urgencias por sensación de cuerpo extraño en el ojo tras trabajar con la radial.

Las molestias le empezaron hace 2 días pero desde hace unas cuantas horas le duele.

Exploración:

Bmc: hiperemia conjuntival, cuerpo extraño metálico corneal en el centro de la córnea, cámara anterior profunda, cristalino transparente.

Diagnóstico: cuerpo extraño corneal

Es una de las urgencias oftalmológicas más frecuentas.

El caso clásico es el paciente que ha estado trabajando con la radial sin protección y después de unas horas nota molestias. Los síntomas suelen ocurrir a las horas o hasta incluso a los días del accidente.

El paciente refiere sensación de cuerpo extraño, lagrimeo y en ocasiones puede manifestar dolor.

Tratamiento:

-Extracción de cuerpo extraño con aguja de insulina o fresadora: muy importante retirar todo el trozo de óxido y que no queden trazas metálicas.

- Oclusión ocular durante 24 horas.

- Pomada antibiótica oftalmológica.

- AINEs orales cada 8 horas y preferiblemente después de las comidas si presenta dolor.

Es recomendable advertir al paciente de que durante los siguientes días, cabe la posibilidad de que presente molestias oculares e incluso puede no presentar una agudeza visual del 100%.

Además hay que informarle que tras la retirada del cuerpo extraño se puede producir un leucoma corneal (opacificación corneal).

4.5 Caso 5

Caso clínico:

Paciente que acude a urgencias por dolor de horas de evolución. Refiere que ha estado soldando hace horas.

Exploración:

Bmc: hiperemia conjuntival, dificultad a la apertura palpebral, queratitis punteada superficial, camara anterior profunda, no px, cristalino transparente. No se visualiza cuerpo extraño en fondo de saco ni tras la eversión de párpado superior

Diagnóstico diferencial:

- Uveitis

- Queratitis actínica

- Conjuntivitis

Diagnóstico: queratitis actínica

La queratitis actínica es una patología bastante dolorosa que se produce por la exposición a rayos ultravioletas. El paciente suele acudir a urgencias varias horas después de haber presentado la exposición con dificultad para la apertura palpebral, disminución de visión y elevado dolor ocular. Suele ser bilateral.

Tratamiento:

- Ciclopléjico cada 12 horas durante 3 días (disminuye el dolor ocular, pero hay que advertir que presentará visión borrosa y tendrá la pupila dilatada).

- Pomada antibiótica cada 8 horas durante 5 días.

- Si presenta dolor muy agudo AINEs orales cada 8 horas.

4.6 Caso 6

Caso clínico:

Acude a urgencias por dolor ocular tras entrarle lejía en los ojos hace media hora.

Exploración: hiperemia conjuntival moderada, queratitis punteada superficial fluotest +, cámara anterior profunda, cristalino transparente.

Diagnóstico diferencial:

- Cuerpo extraño corneal
- Ojo seco
- Quemadura química

Diagnóstico: quemadura química

La quemadura química es una patología que se produce tras el contacto de la córnea con productos ácidos (vinagre…), álcalis (cemento, lejía…), detergentes y otros irritantes corneales.

Puede producir desde una quemadura leve hasta una quemadura profunda que requiera intervención quirúrgica

Tratamiento:

Cuando se sospeche una quemadura química el tratamiento debe empezarse de inmediato.

El tratamiento de urgencia consiste en:

- Irrigación de suero salino abundante durante 15-30 minutos para intentar eliminar todo el producto.

- Cicloplejico si dolor excesivo 2 veces al día durante 2 días

- Pomada antibiótica (la pauta dependerá de la afectación corneal).

- Control de la PIO, en ocasiones puede elevarse.

- Analgésicos orales.

Si el paciente presenta una quemadura grave (que ocasiona quemosis y opacificación corneal) además de lo anteriormente mencionado se añadirá:

- Corticoides tópicos (la dosis dependerá de la lesión)

- Lente de contacto terapéutica.

4.7 Caso 7

Caso clínico:

Mujer que acude a urgencias por dolor ocular de varios meses de evolución, sensación de cuerpo extraño y lagrimeo frecuente.

Exploración:

Bmc: conjuntiva normo coloreada, But (tiempo de rotura lagrimal) acortado, córnea clara, fluotest -, cámara anterior profunda y cristalino transparente.

Diagnóstico diferencial:

- Ojo seco
- Úlcera corneal
- Uveitis

Diagnóstico: síndrome del ojo seco

Una de las patologías oftalmológicas más frecuentes tanto en consultas como en urgencias.

La etiología es muy variada, puede ser idiopática (más frecuente en mujeres a partir de los 50 años) o asociada a diversos medicamentos y enfermedades del tejido conectivo.

El paciente suele describirlo como sensación de cuerpo extraño, lagrimeo constante que empeora al leer o ver la televisión en exceso.

En cuanto la exploración, se visualiza una disminución del tiempo de la rotura lagrimal.

Tratamiento:

Lubricación ocular constante (lágrimas artificiales a demanda todos los días).

El ojo seco es una patología que no desaparece con el tratamiento, pero si se logra disminuir y controlar los síntomas en muchas ocasiones, mostrando una franca mejoría clínica. Se puede agudizar la patología en situación de ambientes secos (como en espacios cerrados con las bombas de calor).

4.8 Caso 8

Caso clínico:

Paciente que acude a urgencias por dolor ocular de horas de evolución y dificultad para la apertura palpebral tras meterle su sobrino el dedo en el ojo.

Exploración:

Bmc: edema palpebral, hiperemia conjuntival, erosión lineal corneal fluotest +, cámara anterior profunda, cristalino transparente.

Diagnóstico diferencial:

- Erosión corneal
- Úlcera corneal
- Absceso corneal

Diagnóstico: erosión corneal

Es muy frecuente que los niños pequeños jugando, puedan provocar pequeñas heridas (erosiones) en la córnea. Son de pequeña profundidad (solo se daña el epitelio corneal) y provocan dolor, disminución de la agudeza visual y fotofobia.

Tratamiento:

- Pomada antibiótica 3 veces al día (insistir sobre todo en la dosificación de la noche ya que es la que más efecto hace al tener el ojo cerrado).

- Cicloplejico, si tiene mucho dolor. En ocasiones llega a ser más molesto que beneficioso ya que con las gotas de dilatación no se ve nítido.

4.9 Caso 9

Caso clínico:

Agricultor que acude al hospital tras golpearse el ojo con una rama de árbol.

Comenta durante la anamnesis que al principio solo notaba sensación de cuerpo extraño pero que con el paso de las horas el dolor ha ido en aumento de manera progresiva.

Exploración:

Bmc: hiperemia conjuntival, pérdida de la continuidad del epitelio corneal, fluotest +, cámara anterior profunda, cristalino transparente.

Diagnóstico diferencial:

- Erosión corneal
- Úlcera corneal
- Queratitis punteada superficial

Diagnóstico: úlcera corneal

La úlcera corneal es la pérdida de continuidad del epitelio corneal afectando al estroma. La causa más habitual es un microorganismo el cual accede cuando hay una rotura del epitelio.

Las úlceras corneales exigen valoración y seguimiento por el oftalmólogo ya que en la mayoría de los casos con el tratamiento adecuado evolucionan favorablemente pero pueden complicarse. Por tanto, si se diagnostican en el servicio de urgencias se deberá iniciar tratamiento y remitir o aconsejar seguimiento por el servicio de oftalmología.

Tratamiento:

- Hay que hacer una toma de muestras (frotis y cultivo).

- Si es posible, toma de fotografías, en su defecto, detallar el tamaño de las lesiones para valorar evolución.

- Recalcamos la importancia de remitir a este tipo de paciente a oftalmología para una valoración más exhaustiva.

Hasta la obtención de los resultados del cultivo:

1- Antibiótico colirio de amplio espectro 3 veces al día.

2- Diclofenaco colirio 3 veces al día. El uso de antiinflamatorios es controvertido. No va a disminuir la úlcera pero rebaja el componente inflamatorio y el paciente tiene menos molestias.

3- Si hay mucho dolor se añadirá tratamiento con CicloplÉjico colirio 2 veces al día durante 2 días.

Una vez tengamos los resultados del cultivo se ajusta el tratamiento en función el antibiograma.

Las úlceras hay que revisarlas a las 24-48 horas ya que pueden tener un desarrollo desfavorable.

Es de extrema importancia diferenciar entre una úlcera corneal y un absceso corneal.

Recibe el nombre de absceso corneal una ulcera infectada. Hay que ser muy riguroso en el tratamiento ya que pueden comprometer la agudeza visual incluso provocar una perforación ocular(al afectar toda la cornea).

Los abscesos son más frecuentes en portadores de lentes de contacto.

El tratamiento de un absceso corneal lo realizaremos igual que el de una úlcera pero en lugar de iniciar la terapia con un antibiótico de amplio espectro se emplearán colirios fortificados (medicaciones que se preparan en la farmacia hospitalaria y su uso alcanza altas dosis de concentración del medicamenteo en el humor acuoso).

4.10 Caso 10

Caso clínico:

Mujer de 40 años que acude a urgencias con molestias oculares, enrojecimiento ocular, sin legañas.

Exploración:

Bmc: hiperemia de los vasos epiesclerales, córnea clara, fluotest -, no Tyndall, cámara anterior profunda.

Diagnóstico diferencial:

- Epiescleritis
- Escleritis

Diagnóstico: epiescleritis

En estos casos es muy fácil el diagnóstico diferencial gracias a la fenilefrina (agonista adrenérgico usado como descongestionante y dilatador de la pupila). En los casos de epiescleritis se blanquea la zona enrojecida

La Epiescleritis es una patología autolimitida que puede llegar a resolver sin tratamiento. La causa más frecuente es idiopática aunque también se asocia a alguna enfermedad sistémica como tiroides e infecciones.

Tratamiento:

Si las molestias son elevadas se suele pautar lubricación ocular (lágrimas artificiales 5 veces al día) o AINEs tópicos cada 8 horas durante 5 días.

Si con la fenilefrina no se blanquea, el diagnostico la patología que padece el paciente es una escleritis. Se debe realizar una anamnesis detallada ya que se suele asocian a numerosas enfermedades autoinmunes (especialmente artritis reumatoide).

Las molestias por escleritis son mucho mayores que por epiesclerisits. En este caso si presenta dolor que irradia a estructuras oseas. En muchos casos son recidivantes.

Se puede visualizar incluso adelgazamiento de la esclera (escleromalacia)

El tratamiento sería aplicar AINEs tópicos cada 8 horas y en caso de no mejoría plantear el uso de AINEs orales.

4.11 Caso 11

Caso clínico:

Varón de 25 años que acude a urgencias por dolor ocular que aumenta en lugares luminosos, disminución de visión y enrojecimiento.

Es la primera vez que le pasa y esta asustado.

Exploración:

Bmc: pupila miótica, hiperemia ciliar, precipitados queráticos, Tyndall +, cámara anterior profunda, cristalino transparente.

PIO: 10mmHg

Fo: papilas de bordes definidos con buen anillo neourretiniano, mácula con buen aspecto y coloración, arcadas vasculares de buen calibre.

Diagnóstico diferencial:

- Epiescleritis
- Uveitis anterior
- Glaucoma agudo

Diagnóstico: uveitis anterior

La iridociclitis (uveitis anterior) es una patología que afecta al iris y al cuerpo ciliar.

Es una patología con muchísimas causas posibles donde hay que hacer una detallada anamnesis para poder esclarecer la etiología. Puede asociarse a HLA B-27, tras intervención de cataratas, infecciones...

Los síntomas principales son dolor, fotofobia y disminución de la agudeza visual.

En la lámpara de hendidura se visualiza pupila miótica, enrojecimiento ocular periquerático, precipitados queráticos adheridos al endotelio corneal y Tyndall (presencia en humor acuoso de células inflamatorias), en ocasiones se visualizan sinequias posteriores.

La PIO suele ser baja (aunque hay algunas patologías como la uveítis herpética que cursa con PIO elevada).

En estos pacientes en imprescindible realizarles un fondo de ojo (se tiene que descartar afectación del polo posterior).

Tratamiento:

- El tratamiento dependerá de la etiología.
- Es necesario la revisión por parte del oftalmólogo para determinar si procede una exploración más exhaustiva o pruebas complementarias.
- Corticoides tópicos (la posología variará en función de la afectación, tipo de uveitis...)
- -Ciclopléjico cada 12 horas para paliar el dolor
- Si el paciente tiene la PIO elevada habrá que pautar un anti-hipertensivo ocular tópico.

4.12 Caso 12

Caso clínico:

Paciente que acude a urgencias con dolor ocular muy intenso, náuseas, y vómitos de tres días de evolución.

Exploración:

Bmc: hiperemia conjuntival, queratitis punteada superficial, edema corneal, pupila midriática, cámara anterior estrecha, cristalino transparente.

PIO: 55mmHg

Diagnóstico diferencial

- Uveitis anterior
- Glaucoma agudo

Diagnóstico: glaucoma agudo

Hay varios tipos de glaucoma pero el más frecuente en urgencias es el glaucoma agudo de cámara estrecha.

Los síntomas son:

- Dolor intenso que irradia a la parte frontal.
- Disminución de visión.
- Puede ir acompañado de náuseas y vómitos

Se produce en persona con cámara anterior estrecha (espacio entre la córnea y el iris) y se genera cuando el paciente tiene la pupila en midriasis, de esta forma se impide el flujo de humor acuoso, que empuja el iris hacia delante y bloquea la malla trabecular, provocando un aumento de PIO.

Tratamiento:

Es una urgencia oftalmología que requiere valoración y tratamiento por un especialista en oftalmología.

- Tratamiento hipotensor tópico (habitualmente en urgencias hay beta-bloqueantes)
- Corticoides tópicos 1 gota cada 15 min.
- Acetozolamida oral 1 comprimido en urgencias (contraindicado en paciente con insuficiencia renal, cirrosis, alérgicos a las sulfamidas y embarazo)
- 250cc de Manitol al 20% IV, en ocasiones es necesario poner otro manitol (contraindicado en pacientes con insuficiencia renal grave, edema pulmonar y sangrado intracraneal activo).

Tratamiento al alta:

- Hipotensores tópicos
- Acetozolamida oral cada 12 horas(importante valorar las posibles contraindicaciones)
- Hidrogenocarbonato de potasio 1 comprimido cada 12horas.
- Corticoides tópicos 5 veces al día
- Revisión por oftalmología.

Estos pacientes deben ser revisados. En las siguientes visitas se valorara la realización de iridotomía tanto en el ojo afectado como en el contralateral.

4.13 Caso 13

Caso clínico:

Paciente que acude a urgencias tras accidente de tráfico. Se ha dado un golpe que le ha provocado una herida en el parpado inferior.

Exploración:

Hematoma palpebral superior e inferior que impide la apertura palpebral de manera voluntaria, herida incisa que afecta a borde libre del parpado inferior.

Bmc: mala visualización por hematoma palpebral, hiperemia conjuntival, córnea integra.

PIO: imposible tomarle la PIO por el edema palpebral

Diagnóstico diferencial:

- Laceración palpebral
- Perforación ocular
- Fractura del suelo de la orbita

En este tipo de situaciones se necesitan pruebas complementarias para establecer el diagnóstico correcto.

Se realizará:

- TAC craneal, con esta prueba se pondrá de manifiesto si hay integridad de los huesos craneales y del globo ocular.

En los casos donde la apertura palpebral es dificultosa, es necesaria la realización de un TAC donde se visualiza las estructuras que de otra manera sería imposible.

- Ecografía ocular: en los casos donde no podemos ver el fondo de ojo, una ecografía ocular nos confirma o descartar un desprendimiento de retina, si hay un cuerpo extraño, hemorragia vítrea, etc.

- Sondaje vías lagrimales: cuando se presenta un paciente con laceración palpebral hay que comprobar que la vía lagrimal este integra. Para ello se procede al sondaje de las vías, para esta técnica, primero se dilata el punto lagrimal para posteriormente introducir una aguja roma y se inyecta suero fisiológico). Si las vías están integras el paciente notará líquido en la garganta o refluirá liquido por el mismo punto lagrimal si tuviera una obstrucción.

Si tiene una sección de la vía lagrimal el líquido refluirá por la herida.

En este caso se realizó un TAC craneal y ecografía ocular que fueron normales y el sondaje de las vías lagrimales puso de manifiesto una interrupción canalicular.

Diagnóstico: laceración palpebral con interrupción canalicular.

Se visualiza un defecto parcial en el parpado, que afecta a piel y tejido subcutáneo.

Tratamiento:

La laceración palpebral con interrupción canalicular es una urgencia oftalmológica que requiere su reparación en quirófano.

4.14 Caso 14

Caso clínico:

Paciente que acude a urgencias tras golpearse el ojo con una manguera, nota dolor muy intenso y tiene el ojo muy rojo

Exploración:

MOE normales

Pupilas isocóricas normorreactivas

Bmc: hiperemia conjuntival 360 grados, herida corneal fluotest + que provoca la salida de un líquido por la misma (Seidel +), cámara anterior media, cristalino transparente.

Fo: papila de bordes definidos con buen anillo neurorretiniano, mácula con buen aspecto y coloración, arcadas vasculares de buen calibre.

Diagnóstico diferencial:

- Erosión corneal
- Úlcera corneal
- Perforación ocular

Diagnóstico: perforación ocular

La perforación ocular es una emergencia oftalmológica que requiere un tratamiento rápido. Un ojo perforado es sinónimo a una puerta de entrada de microorganismos y con ellos infección corneal.

Tratamiento:

Antes de realizar el tratamiento quirúrgico hay que valorar la extensión de las lesiones y como se va a reconstruir el globo ocular.

En ocasiones es necesario pruebas de imagen para determinar las lesiones.

Después del tratamiento quirúrgico el paciente se quedara ingresado en el hospital y se pautará tratamiento antibiótico.

5 BIBLIOGRAFÍA

- Jack J.Kanski. Oftalmología clínica. 6 ed.Barcelona: Elservier; 2009

- Brad Bowling. Oftalmología clínica, un enfoque sistemático. 8ed. Barcelona: Elsevier: 2016

- Fauci AS, kasper Dl, Braunwald E, Hauser Sl, Longo Dl, Jameson Jl, Loscalzo j, editors. Harrison´s principal of internal medicine. New York: Mc Graw Hill; 2008

- Adam T. Gerstenblith, Michael P. Rabinowitz. Manual de oftalmología del Wills Eye institute. 6 edicion. Philadelphia: Wolters Klumer, Lippincottt Willliams; 2013

- Justin P. Ehlers,Chirag P. Shah. Manual de oftalmología del Wills Eye Institute. 5 edicion. Philadelphia. Wolters Klumer, Lippincott Williams; 2008

- Gema Rebolleda Fernandez, Francisco Jose Muñoz Negrete. Protocolo neuro-oftalmologia. España: Industria Grafica Mae, sl;2010

- Daniel H.Gold, Richard Alan Lewis. Oftalmología de bolsillo. Chigado: 2006

- Aliseda Pérez de Madrid D, Barahona Hortelano J.M, Calonge Cano M,Fernández Vigo J, García Layana A, García Sánchez J, Hernández Galilea E, Etal. Ojo rojo, En: Pastor Jimeno J.C. Guiones de Oftalmología. Madrid: McGraw-Hill; 2002.

- Liñán M, López C; Escribá M, et al. Ojo rojo. Diagnóstico diferencial desde Atención Primaria. Medicina de Familia (And) 2003, 4 (3): 191-194

- Jabs DA, Mudun A, Dunn JP, Marsh MJ. Episcleritis and scleritis: clinical features and treatment results. Am J Ophthalmol. 2000 Oct;130(4):469-76. PubMed PMID: 11024419

- Romanowski EG, Yates KA, Gordon YJ. The in vitro and in vivo evaluation of ddC as a topical antiviral for ocular adenovirus infections. Invest Ophthalmo Vis Sci. 2009 Nov;50(11):5295-9. doi: 10.1167/iovs.08-3286. PubMed PMID: 19516011.

SOBRE LOS AUTORES

María Villalonga Pesudo, licenciada en medicina por la Universidad de Navarra (2003-2009) y especialista vía MIR en oftalmología en el Hospital General Universitario de Castellón, Castellón (España).

Actualmente facultativa especialista adjunta en oftalmología en el Hospital General Universitario de Castellón, Castellón (España).

Manuel Pons Claramonte, licenciado en medicina por la Universidad de Navarra (2003-2010) y especialista vía MIR en medicina familiar y comunitaria en el Hospital Universitario Santa Lucía de Cartagena, Murcia (España).

Actualmente médico S.A.M.U (Servicio de Ayuda Médica Urgente) en la Comunidad Valenciana, médico de urgencias del Hospital General Universitario de Castellón y HEMS (*"Helicopter emergency medical service"*) en Aragón.

www.ingramcontent.com/pod-product-compliance
Lightning Source LLC
Chambersburg PA
CBHW030036230526
45472CB00002B/542